FORSCHUNGSBERICHTE DES LANDES NORDRHEIN-WESTFALEN
Nr. 2384

Herausgegeben im Auftrage des Ministerpräsidenten Heinz Kühn
vom Minister für Wissenschaft und Forschung Johannes Rau

Dr. med. Otto Wünsche
Dr. med. Gerhard Scheele

Ärztliche Forschungsstelle für Druckluftarbeiten
im Institut für Flugmedizin der Deutschen Forschungs-
und Versuchsanstalt für Luft- und Raumfahrt e. V.
Bonn - Bad Godesberg

Skelettveränderungen nach kritischer Dekompression aus Überdruck bei Zwergschweinen

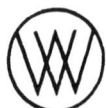

Springer Fachmedien Wiesbaden GmbH 1973

ISBN 978-3-531-02384-7   ISBN 978-3-663-19730-0 (eBook)
DOI 10.1007/978-3-663-19730-0

© 1973 by Springer Fachmedien Wiesbaden
Ursprünglich erschienen bei Westdeutscher Verlag GmbH, Opladen 1973

Inhalt:

A. **Allgemeiner Teil**

I. Knochen- und Gelenkveränderungen nach Dekompression aus Überdruck

II. Druckbedingte Knochenschäden im Tierversuch

B. **Spezieller Teil**

I. Skelettuntersuchungen

    I.1   Versuchstiere

    I.2   Druckkammeranlage

    I.3   Druckschema

II. Versuchsverlauf

III. Versuchsergebnisse

    III.1 Röntgenologische Untersuchungen

    III.2 Morphologische Befunde

C. **Diskussion**

D. **Zusammenfassung**

E. **Schrifttum**

A. Allgemeiner Teil

Mit Inkrafttreten und Anwendung der neuen "Verordnung über Arbeiten in Druckluft" (1) werden bisherige mit dem Druckluftverfahren verbundene gesundheitliche Gefährdungen weitgehend ausgeschaltet. Vornehmlich die Verlängerung der Dekompressionszeiten und die erstmalig von der "Ärztlichen Forschungsstelle für Druckluftarbeiten" des Institutes für Flugmedizin (DFVLR), Bonn-Bad Godesberg, auf Druckluftbaustellen eingeführte Ausschleusung mit Sauerstoffatmung (2-9) dienen jetzt als wichtige präventive Maßnahmen im Druckluftbetrieb.

Wird die Rekompressionsbehandlung Druckluftkranker unterlassen oder nur unzureichend ausgeführt, kann es aber durch Gasblasenbildung in Gefäßen und Geweben auch zu Veränderungen in Knochen und Gelenken kommen. Darüber ist im in- und ausländischen Schrifttum eingehend berichtet worden (10-21). Die Arbeitsmedizin und Unfallforschung werden durch die intensive Aufklärung der Pathogenese dieser Skelettschäden vor wichtige Aufgaben gestellt.

I. Knochen- und Gelenkveränderungen nach Dekompression aus Überdruck

Die durch biophysikalische Vorgänge der Gasblasenbildung in Körperflüssigkeiten und Geweben ausgelöste Entstehung (kausale und formale Pathogenese) der Skelettschädigungen nach Dekompression aus Überdruck wird an den folgenden Schemata (Abbildung 1 und 2) deutlich gemacht.

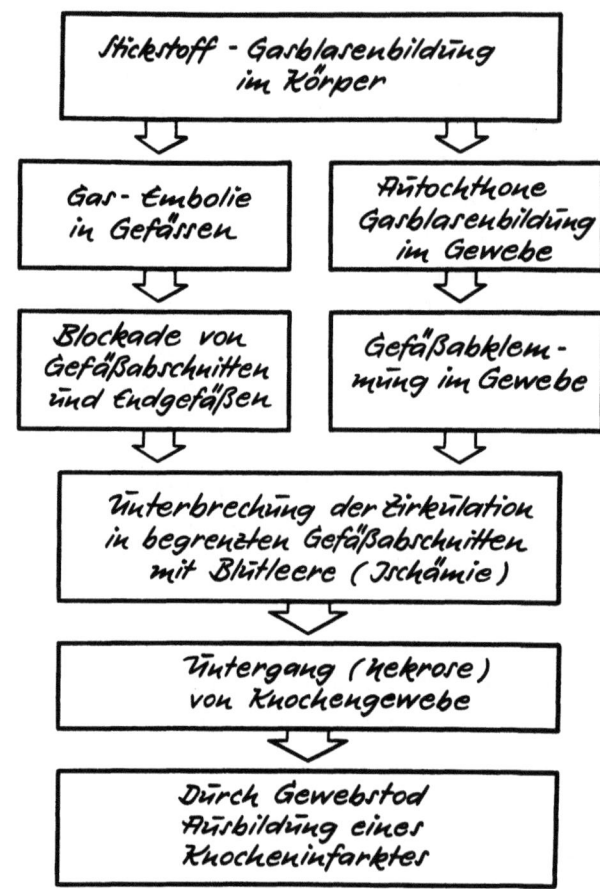

Abbildung 1   Knochenschädigungen nach Dekompression
aus Überdruck (kausale Pathogenese)

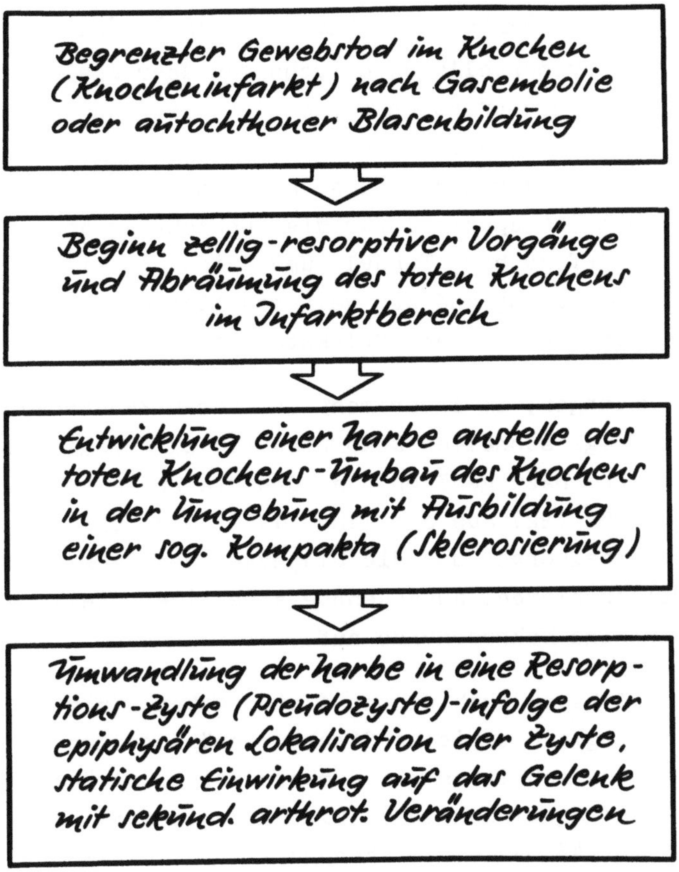

```
┌─────────────────────────────────────────┐
│ Begrenzter Gewebstod im Knochen         │
│ (Knocheninfarkt) nach Gasembolie        │
│ oder autochthoner Blasenbildung         │
└─────────────────────────────────────────┘
                    ⇩
┌─────────────────────────────────────────┐
│ Beginn zellig-resorptiver Vorgänge      │
│ und Abräumung des toten Knochens        │
│ im Infarktbereich                       │
└─────────────────────────────────────────┘
                    ⇩
┌─────────────────────────────────────────┐
│ Entwicklung einer Narbe anstelle des    │
│ toten Knochens - Umbau des Knochens     │
│ in der Umgebung mit Ausbildung          │
│ einer sog. Kompakta (Sklerosierung)     │
└─────────────────────────────────────────┘
                    ⇩
┌─────────────────────────────────────────┐
│ Umwandlung der Narbe in eine Resorp-    │
│ tions-Zyste (Pseudozyste)-infolge der   │
│ epiphysären Lokalisation der Zyste,     │
│ statische Einwirkung auf das Gelenk     │
│ mit sekund. arthrot. Veränderungen      │
└─────────────────────────────────────────┘
```

Abbildung 2 Spezieller Verlauf der Knochenschädigungen (formale Pathogenese) nach Dekompression aus Überdruck im Tierversuch

II. Druckbedingte Knochenschäden im Tierversuch

Tierexperimentelle Untersuchungen über Skelettschädigungen nach Dekompression führen letztlich zu verwertbaren Modellvorstellungen von den Entwicklungsphasen druckbedingter Knochenerkrankungen. Diese Art von experimentellen Skelettschäden ist speziell für die Beobachtung am Menschen, d.h. für Tieftaucher, Tunnel- und Caissonarbeiter, von grundlegender Bedeutung und zur weiteren Klärung pathogenetischer Vorgänge im Knochen nach Stickstoffembolie erforderlich.

Es ist gelungen, im Experiment an Tieren Knochenveränderungen als Folge schneller Dekompression zu erzeugen und zu reproduzieren. Dazu gehören u.a. Druckversuche an Albinoratten von H. LÜBOW (22) aus dem Jahre 1951. Die Epiphysen der Schwanzwirbelkörper und die Diaphysen der langen Röhrenknochen weisen hierbei ausgedehnte streifige, stellenweise auch mehr fleckige Nekroseherde auf.

Schon 1971 haben auch wir an Albinoratten röntgenologisch und histologisch typische Strukturveränderungen an selektiven Knochenabschnitten als direkte Folge von Überdruckexpositionen nachgewiesen (23). Die Ratten wurden damals während 12 Monaten 248 mal einem Überdruck von 1,0 bzw. 3,0 kp/cm^2 ausgesetzt. In dieser Druckhöhe verweilten die Tiere 70 oder 90 Minuten. Die Dekompression erfolgte nach einem schonenden, d.h. gemäßigten Schema; Druckfallsymptome kamen nicht vor. Nach 434 Tagen konnten histologisch sporadisch aufgetretene Zysten (Pseudozysten) in den gelenknahen Abschnitten der Röhrenknochen festgestellt werden.

Damit decken sich in mancherlei Hinsicht Untersuchungen von HORVÁTH und VIZKELETY (24) über die gelenknahe Manifestation der Druckluftkrankheit an Röhrenknochen des Kaninchens. In einer neuen Studie (25) konnten wir mit geradezu gesetzmäßiger Regelmäßigkeit in Epiphysen der Röhrenknochen von Ratten nach "kritischer" Dekompression aus 12 kp/cm^2 Überdruck Zysten erzeugen (Abbildungen 3 und 4).

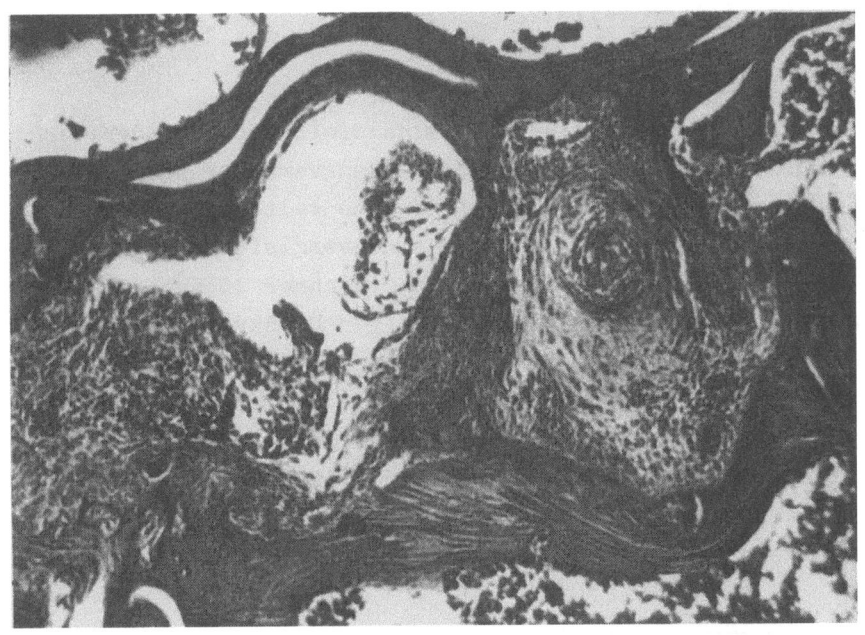

Abbildung 3 Narbige Zysten in der Epiphyse des rechten
                Femurknorrens (Ratte)

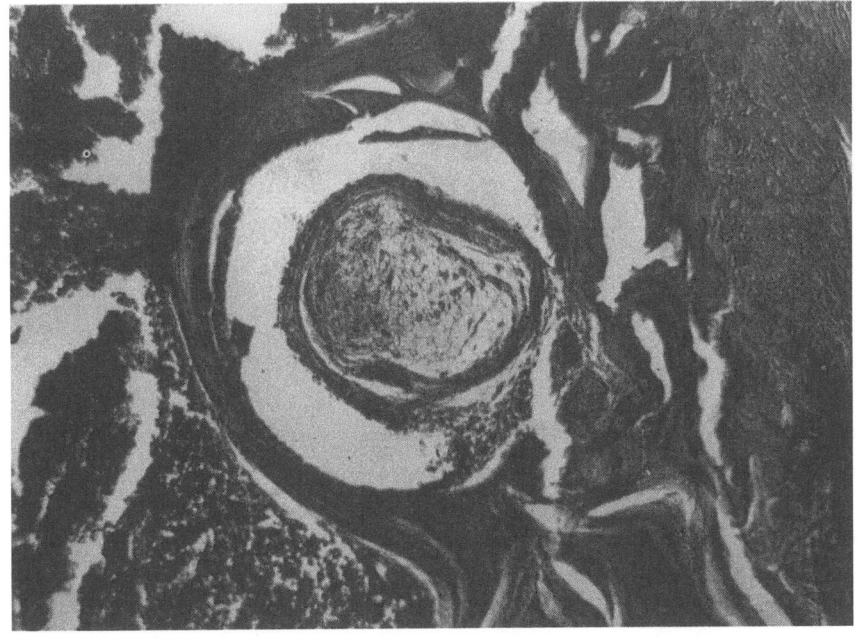

Abbildung 4 Zyste in der Epiphyse des linken Tibia-
                kopfes mit verschleimtem Bindegewebe (Ratte)

B. Spezieller Teil

I. Skelettuntersuchungen

Vom Morphologischen her sind die Ergebnisse der Untersuchungen über Knochen- und Gelenkveränderungen an druckexponierten Tieren bisher nicht ohne weiteres auf den Menschen zu übertragen, aber sie sind vergleichbar. Ein solcher Vergleich ist umso eher möglich, je näher in anatomischer und physiologischer Hinsicht die für Druckversuche verwendete Tierart dem Menschen steht. Deshalb haben wir für unsere Untersuchungen Miniaturschweine gewählt, deren biologische Eigenschaften uns aufgrund eigener Erfahrungen und aus der Fachliteratur bekannt sind (26, 27, 28, 29). Übrigens werden diese Zwergschweine heute auch für andere Forschungsvorhaben der experimentellen Medizin verwendet.

I.1 Versuchstiere

Bei unseren Versuchstieren handelt es sich um eine Miniaturform des normal-proportionierten Hausschweines. Dieser Zwergwuchs ist genetisch manifest. Die Kombinationszüchtung nahm 1960 am Institut für Tierzucht und Haustiergenetik der Universität Göttingen mit folgenden Populationen ihren Ausgang:

Vietnamesisches Hängebauchschwein (sus vittatus) mit genetisch verankertem Zwergwuchs, großer Frühreife und Fruchtbarkeit, von schwarzer Farbe und lebhaftem Temperament (Abbildung 5),

Miniaturschwein vom sus scrofa ferus-Typ, gezüchtet im Hormel-Institut, Austin, Minnesota (Abbildung 6)

und deutsches veredeltes Landschwein zur Züchtung dominant weißer Zwergeberlinien.

Neben der besonderen Bedeutung der einzelnen Ausgangspopulationen für das Züchtungsprodukt sind die angewandten Selektionsmaßstäbe eingehalten, die Eigenschaften der vorhandenen Zwergschweine fortentwickelt und dominante Linien weitergezüchtet worden.

Den Experimentator interessieren spezielle Vorzüge dieser Tierart, wie beispielsweise die Gewinnung größerer Blutmengen, günstige Narkosemöglichkeit, Operationsfestigkeit und gute Ansprechbarkeit gegenüber Pharmaka. Für unsere Versuche gewann die bei früheren Untersuchungen über die biologische Wirkung des Luftwellenstoßes (30, 31) beobachtete Druckresistenz besondere Bedeutung.

Unsere vom Versuchsgut (Domäne Relliehausen der Universität Göttingen) gelieferten Zwergschweine hatten ein Ausgangsgewicht von ca. 5 - 7 kg und ein Alter von etwa 2 - 3 Monaten. Die voll ausgewachsenen Miniaturschweine erreichen knapp die halbe Größe und etwa 1/4 des Gewichts großer Hausschweine. Die überwiegende Anzahl der in Beobachtung stehenden Versuchstiere mußte außerhalb in Stallungen untergebracht werden. Das Futter bestand grundsätzlich aus hochqualifiziertem Schweinemastmehl (Fa. C.B.Michael, Neuss) mit einem Zusatz von "Rovendal", einem Vitamin-Antibiotica-Gemisch der "Bayerwerke", Leverkusen, sowie Wasser. Es erfolgte eine gleichmäßige Verteilung der täglichen Futterration. Krankheiten oder Seuchen haben wir während der langen Beobachtungszeit bei den Zwergschweinen nicht beobachtet.

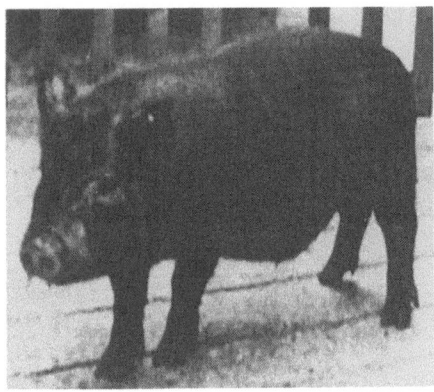 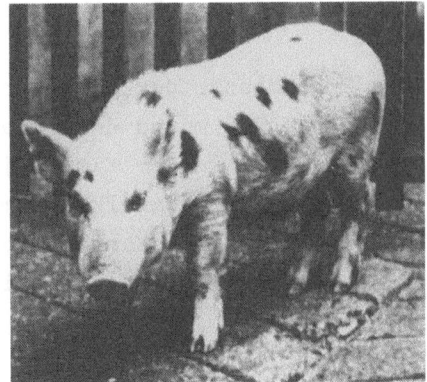

Abbildung 5 Vietnamesischer Typ   Abbildung 6 Minnesota-Typ

1.2 Druckkammeranlage

Für die Dekompressionsversuche stand uns eine kombinierte Über- Unterdruckkammer der "Ärztlichen Forschungsstelle für Druckluftarbeiten" im Institut für Flugmedizin (DFVLR), Bonn-Bad Godesberg, zur Verfügung (Abbildung 7).

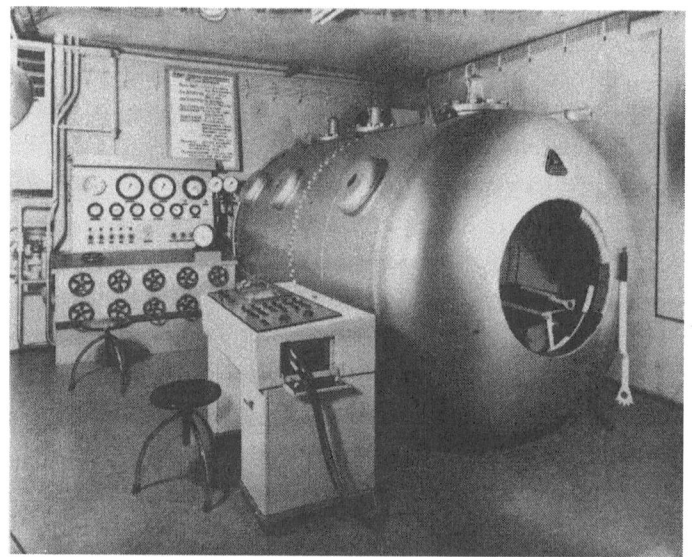

Abbildung 7   Druckkammeranlage

Der Durchmesser der begehbaren Druckkammer beträgt 1,8 m, die Länge 3,6 m und der Innenraum 8 m^3. Das während der Tierversuche in der Kammer jeweils anfallende Kohlendioxid wurde an Atemkalk, vermehrter Wasserdampf an Calciumchlorid gebunden; Kammertemperatur und Druckverlauf registrierten wir kontinuierlich.

I.3 Druckschema

Um ein für unsere Versuche an Zwergschweinen geeignetes Druckverlaufsschema zu gewinnen, gingen Erprobungen maximal verträglicher Dekompressionen voraus. Dafür waren 50 Tiere erforderlich. Von diesem Druckschema erwarteten wir eine jedoch nur bedingt schädigende Wirkung, nämlich deutliche charakteristische Krankheitserscheinungen der Druckfallkrankheit, möglichst ohne letalen Ausgang. Solche Bedingungen ließen sich nicht regelmäßig erfüllen, da bekanntlich Verlauf und Schwere der Druckfallerkrankungen von individuell unterschiedlichen konstitutionellen oder zufälligen äußeren Einflüssen mit abhängen. Letztlich gelangten wir zu dem Schema VIII a, welches von uns "kritisches" Druckschema genannt wird (Abbildung 8).

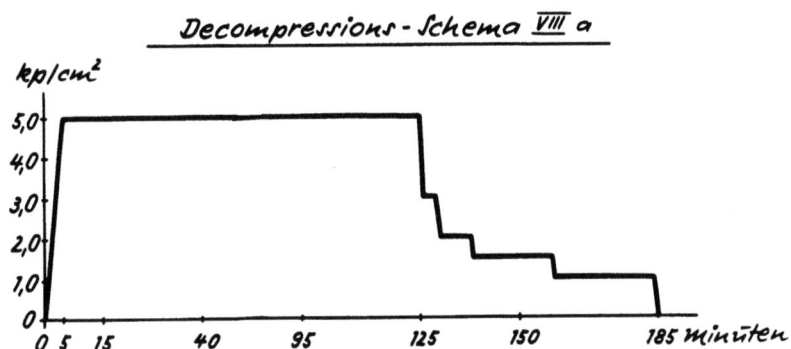

Abbildung 8 "Kritisches" Druckschema

II. Versuchsverlauf

Die nach diesem Schema verlaufenen Überdruckversuche wurden mit insgesamt 37 Zwergschweinen in drei Gruppen durchgeführt. Außerdem dienten sechs Tiere als Kontrolle. Die einzelnen Gruppen unterschieden sich in der Anzahl der Druckexpositionen (Tabelle 1).

Tiergruppe	Anzahl der Tiere	Anzahl der Expositionen	Zeit-Intervalle Tage
I	10	5	3
II	5	8	3
III	22	10	3

Tabelle 1   Druckversuche

Während der Überdruckexposition waren die Miniaturschweine in der Kammer gleichen Temperaturveränderungen ausgesetzt. Sie ergeben sich bei der Kompression, Isopression und Dekompression aus der thermischen Zustandsgleichung realer Gase (32). Der mittlere Schwankungsbereich der Kammertemperaturen lag zwischen 22 °C zu Beginn des Druckanstieges, 27 °C während der Isopression und 10 °C am Ende der Dekompression.

Die richtige Wahl des Druckschemas fand eine Bestätigung durch die an den Versuchstieren beobachteten Symptome nach Beendigung der Dekompression. Diese äußerten sich in frequenter, forcierter Atmung, gelegentlich mit Schnappatmung. Auch traten Cyanose, Krämpfe, Schmerzschreie, Lähmungen der Gliedmaßen, sowie taumelnder Gang und unkoordinierte Bewegungen mit Gleichgewichtsstörungen und Zuckungen auf. Regelmäßig zeigten die Tiere einen deutlich ausgeprägten Juckreiz der Haut. Diese leichte Form der Caissonkrankheit ist auch beim Menschen unter der Bezeichnung "Taucherflöhe" bekannt.

Die vereinzelt aufgetretenen Todesfälle bei den Versuchstieren werden als Folge massiver Gasembolien durch akutes Herz- und Kreislaufversagen erklärt.

Wie schon bei den Erprobungen für die Auswahl eines geeigneten Druckschemas bewiesen die Zwergschweine auch in den Hauptversuchen eine relativ hohe Druckresistenz gegenüber der "kritischen Dekompression". Nach schwereren Druckfallsymptomen trat relativ schnell eine Besserung des Krankheitszustandes auf; im allgemeinen setzte die Erholungsphase innerhalb ca. 30 Minuten ein.

Als Ausgangsgewicht der Zwergschweine haben wir 5 bis 7 kg angegeben. Der aus den Einzelgewichten der 37 Versuchstiere errechnete Mittelwert beträgt 6,07 kg, das mittlere Endgewicht nach unterschiedlich langer Beobachtungszeit 14,3 kg. Aus dieser Gewichtszunahme läßt sich ableiten, daß die Tiere während der Versuchsdauer in gutem Allgemeinzustand waren und offensichtlich auch durch die wiederholten Überdruckexpositionen keine erkennbaren Entwicklungs- oder Stoffwechselschäden erlitten.

Im Zusammenhang mit unseren morphologischen Skelettuntersuchungen spielen die Endgewichte der Zwergschweine insofern eine Rolle, als sie mit der zeitlichen Entwicklung druckbedingter Knochenveränderungen in Beziehung gebracht werden können. Tiere mit hohem Endgewicht, welches in einem Fall sogar 50 kg erreicht hat, haben am längsten bis zur Tötung überlebt. Bezogen auf die allgemeine Lebenserwartung dieser Tierspezies handelt es sich aber bei unseren Zwergschweinen noch um jugendliche Individuen.

Knochen und Gelenke der Versuchstiere wurden teils zu Beginn, überwiegend aber zwischen den Druckexpositionen oder nach dem letzten Dekompressionsversuch röntgenologisch untersucht. Dazu mußten wir die Zwergschweine wegen ihrer Lebhaftigkeit mit Thiogenal (i.p.) narkotisieren.

Am Ende einer 68 bis 360 tägigen Beobachtungszeit und nach Tötung der Tiere erfolgte eine Röntgenkontrolle der isolierten Knochen. Die Röntgenaufnahmen (a.p.) wurden auf Filmmaterial Agfa Gaevert-Technik hergestellt. Die Strahlendosis betrug 60 - 65 KV, der Fokus-Film-Abstand (FFA) 60 - 80 cm und die Belichtungszeit 0,12 bis 0,16 sec. (Tabelle 2).

Gruppe	Anzahl der Tiere	Anzahl der Druck-Expositionen	Röntgen I				Röntgen II				
			Vor der Druck-Exposition	Nach 3.Kammer 6 Tage nach 1.Druck-Exposition	Nach 6.Kammer 8 Tage nach 1.Druck-Exposition	Nach 8.Kammer 78 Tage nach 1.Druck-Exposition	68	100	105	113	192	360 Tage
							nach 1. Druckexposition				
I	10	5	8		2		3				6	
II	5	8	3			5						
III	22	10	5	10	12			11	4	11		
Kontr	6		6				3					

Tabelle 2 Übersicht der Röntgenuntersuchungen narkotisierter Zwergschweine (Rö.I) und isolierter Knochen (Rö.II)

Der Schwerpunkt unserer Versuche lag natürlich auf der Frage, ob wiederholte Dekompressionen Knochenveränderungen bei Zwergschweinen hervorgerufen haben.

Dazu waren also morphologische Untersuchungen nach unterschiedlich langen Überlebenszeiten der Tiere (Tabelle 3) nötig.

Tage nach letzter Druckexposition									
	bis 21	bis 40	bis 45	bis 64	bis 76	bis 119	bis 161	bis 250	bis 315
Anzahl der Tiere	6	1	3	2	6	6	6	2	5

Tabelle 3 Überlebenszeiten der Versuchstiere

Es wurden die isolierten Knochen der vorderen und hinteren Extremitäten sowie die Schulter- und Hüftgelenke histologisch dargestellt. Durch Anfertigung von Knochenschnitten nach Entkalkung und Paraffineinbettung erhielten wir ein umfangreiches morphologisches Untersuchungsgut.

III. Versuchsergebnisse

III.1 Röntgenologische Untersuchungen des Skeletts

Bei der Diagnostik von Knochen- und Gelenkläsionen nach Überdruckexposition im Tierexperiment stellt man häufig fest, daß röntgenologische Befunde kein eindeutiges Äquivalentbild in den histologischen Strukturveränderungen finden. Diese oft fehlende Übereinstimmung erklärt sich aus der geringen Größenordnung und Ausdehnung feingeweblicher Befunde am Skelett der Gliedmaßen, insbesondere auch aus der Tatsache der auf dem Röntgenbild erfolgten flächenhaften Projektion dreidimensionaler Knochenabschnitte und der dadurch bedingten Überlagerung mehrerer Ebenen.

Wegen der Kleinheit der isolierten Knochen mußte unter unseren technischen Bedingungen auf tomographische Röntgenaufnahmen verzichtet werden. Angetroffene Röntgenbefunde, wie beispielsweise kleine Aufhellungszonen unter dem Rollhügel des Oberschenkelknochens, vereinzelte diskrete Verdichtungsherde in der Spongiosa der Röhrenknochen sowie fleckige Zeichnungen müssen wir Veränderungen zurechnen, die noch im Bereich der Norm liegen. Aus der Veterinärmedizin bekannte Skeletterkrankungen anderer Genese haben sich röntgenologisch bei unseren Versuchstieren nicht gefunden. Im allgemeinen ermöglicht auch das Röntgenbild eine Diagnose pathologischer Skelettschädigungen nach Dekompression erst in einem relativ fortgeschrittenen Stadium der Erkrankung. Das trifft insbesondere für den Menschen zu. Zu einer solchen röntgenologisch nachweisbaren Manifestation der Knochenveränderungen konnte es bei der verhältnismäßig kurzen Überlebenszeit unserer Versuchstiere nicht kommen.

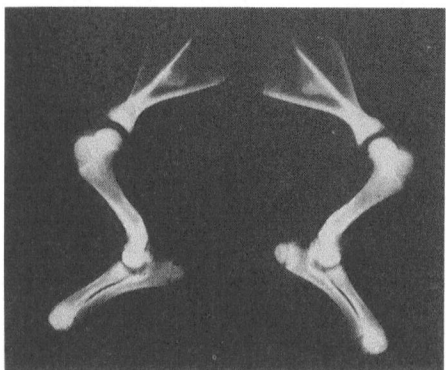

Abbildung 9   Schulterblatt und Knochen der vorderen
              Extremität eines normalen Zwergschweines

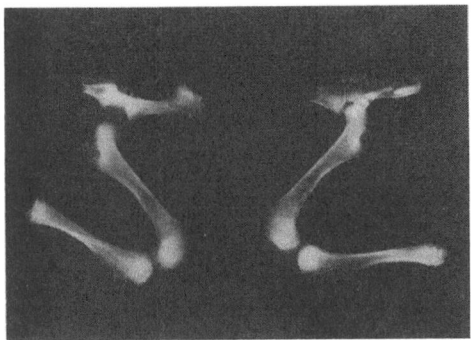

Abbildung 10 Knochen der hinteren Extremitäten
eines normalen Zwergschweines

III.2 Morphologische Befunde

Bereits zu Beginn unserer Untersuchungen erkannten wir die Notwendigkeit, zur differentialdiagnostischen Abklärung und Erkennung von Skelettveränderungen die Orthologie des Knochensystems vom Schwein zu studieren. Dafür war umfangreiche spezielle Literatur aus der Veterinärmedizin erforderlich. Es zeigte sich, daß bei den Zwergschweinen die speziellen Bedingungen des heranwachsenden jugendlichen Skeletts von besonderer Bedeutung sind. Beispielsweise fanden wir regelmäßig knorplige Epiphysenlinien (Hyalinknorpelplatten), die nur bei den lange überlebenden Versuchstieren Zeichen einer beginnenden Verknöcherung aufwiesen. In den Knorpelüberzügen der Gelenkflächen fanden sich stets Kapillaren. Diese Beobachtung deutet auf die besonders gute Blutversorgung der noch wachsenden Gelenkabschnitte der jugendlichen Zwergschweine hin, ein Befund, welcher insbesondere für die Beurteilung der formalen Pathogenese von Knochenveränderungen im Tierexperiment durch eine Gasembolie nach Dekompression entscheidend sein kann. Im voll entwickelten Knorpel der Gelenkflächen erwachsener Tiere findet man niemals Gefäße.

Die langen Röhrenknochen enthielten rotes Knochenmark, ebenfalls ein Zeichen für das jugendliche Alter der Zwergschweine. Nur bei Tieren, die älter als ein Jahr waren, war das zellige Knochenmark weitgehend durch Fettgewebe ersetzt.

Die systematische Durchsicht der Knochenschnitte erfolgte nach einem von uns anhand der Gewebsbilder ausgearbeiteten Befundschema. Dieser Befund-Index umfaßt 12 Kriterien, welche die speziellen von uns nachgewiesenen morphologischen Vorgänge am Knochen charakterisieren (Tabelle 4).

```
    I. Periostale Verdickung durch Anlagerung von kolla-
       genem Bindegewebe.
   II. Umschriebener Schwund von kompakten und spongiö-
       sen Knochen.
  III. Im reparativen zellreichen Bindegewebe liegende
       Knochensequester.
   IV. Von der Bindegewebswucherung des Periosts ausge-
       hende breite, bis in die Spongiosa reichende Fi-
       brose.
    V. Geringfügiger lakunärer Knochenabbau durch wenige
       Osteoklasten.
   VI. Stürmischer lakunärer Knochenabbau durch reich-
       lich Osteoklasten.
  VII. Sekundäre Knochenneubildung im proliferierten
       Bindegewebe.
 VIII. Herdförmige Kapillarsprossungen im subperiostalen
       Bindegewebe.
   IX. Ansammlung von Rundzelleninfiltration.
    X. Umschriebene Knochennekrosen, bereits mit zelli-
       ger Demarkation und zelligen Abbauvorgängen.
   XI. Zystenbildung (Pseudozysten, auch bindegewebige
       Knochennarben).
  XII. Knochenverdichtung durch Um- und Anbau von
       Knochengewebe (Sklerosierung).
```

Tabelle 4 Index für histologische Diagnostik der Knochenbefunde beim Zwergschwein (nach Scheele und Wünsche 1972)

Bei unseren Versuchstieren haben wir in Tabelle 4 aufgeführte Befunde am Knochen in wechselnder Stärke und Ausdehnung vorgefunden. Diese Herde waren immer an den gleichen Stellen lokalisiert. Wir beobachteten sie an der Innenseite des Humerus- bezw. Femurkopfes unterhalb der Epiphyse, teils umschrieben teils beinahe zirkulär den ganzen Umfang des Knochens umfassend. Auch am distalen Bereich von Oberarm- und Oberschenkelknochen fanden sich diese Veränderungen. Gleiche Befunde wiesen wir auch an proximalen und distalen Abschnitten des Antebrachiums, des Unterschenkels sowie an den Innenflächen von Elle und Speiche nach. Wir sahen in mehreren Fällen an den Gelenkenden der Röhrenknochen Zysten, die zum Teil von faserigem Bindegewebe ausgefüllt waren. Beispiele dieser Zysten sowie typische Herdbefunde in Gelenknähe sind in Abbildung 11 - 16 dargestellt.

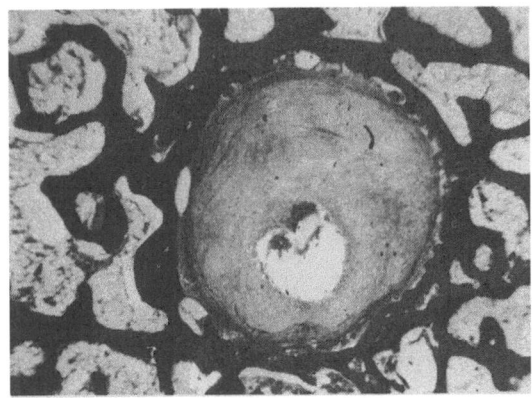

Abbildung 11   Epiphysär gelegene Zyste im distalen Gelenkende der rechten Elle (VT 2507)

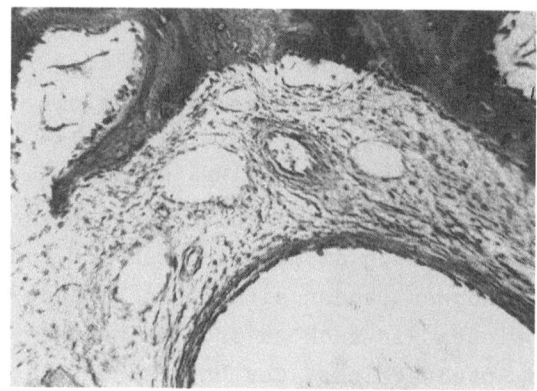

Abbildung 12   Randgebiete einer Zyste in der
               Epiphyse des linken Oberarm-
               kopfes (VT. 2308)

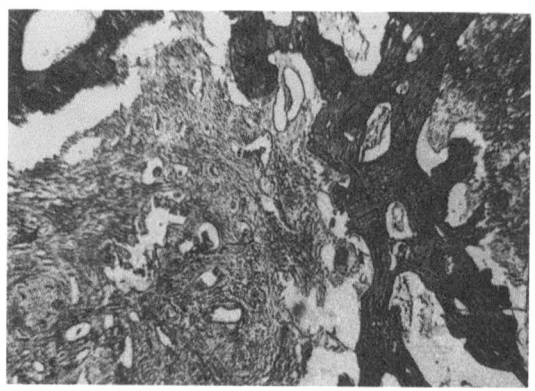

Abbildung 13   Bindegewebige Knochennarbe im
               Bereich des Schulterblattes der
               linken vorderen Extremität (VT. 2367)

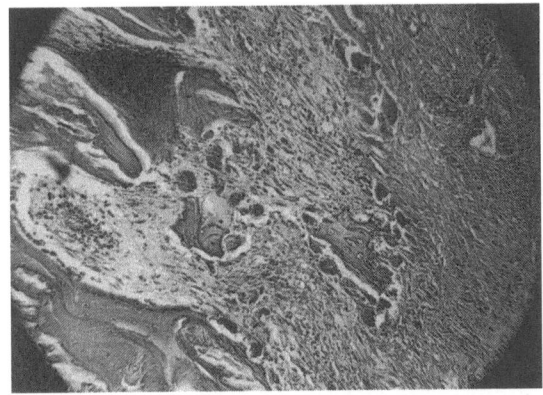

Abbildung 14 Metaphysär gelegener Corticalis-Herd im Bereich des rechten Oberschenkelkopfes mit reparativer Bindegewebsentwicklung, kleinen Knochensequestern und deutlichem Knochenabbau (VT. 2639)

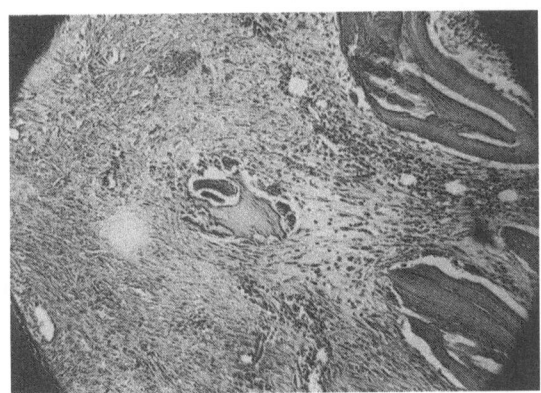

Abbildung 15 Ausschnitt eines in der Metaphyse liegenden Corticalis-Herdes des rechten Schienbeinkopfes mit Veränderungen wie in Abb.13 (VT.2258)

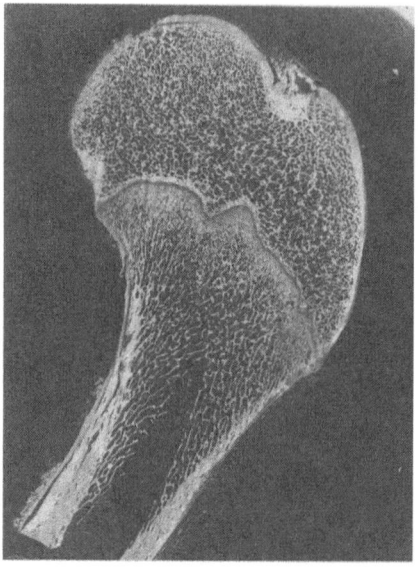

Abbildung 16 Übersichtsbild eines zirkulär
verlaufenden Corticalis-Herdes
am rechten Schienbein (VT. 2525)

Die in den Gelenkköpfen nachgewiesenen, epiphysär gelegenen Zysten entsprachen in etwa den beim Menschen nach Überdruckexposition mit anschließender Dekompression beobachteten strukturellen Veränderungen.

In den folgenden Tabellen 5 - 7 sind die nach unserem Index geordneten morphologischen Knochenbefunde unter dem Gesichtspunkt der Häufigkeit ihres Vorkommens bei je fünf Tieren der unterschiedlich druckexponierten Versuchsgruppen als beliebige Beispiele zusammengestellt. Hierbei haben wir die Intensitätsgrade der Befunde berücksichtigt.

Tabelle 5 Häufigkeit der patho-morphologischen
           Knochenbefunde, Tiergruppe I
           (5 Überdruckexpositionen)

Tier-Gruppe	Skelett-Abschn.	Lokalisation	I (+)	I +	I ++	II (+)	II +	II ++	III (+)	III +	III ++	IV (+)	IV +	IV ++	V (+)	V +	V ++	VI (+)	VI +	VI ++	VII (+)	VII +	VII ++	VIII (+)	VIII +	VIII ++	IX (+)	IX +	IX ++	X (+)	X +	X ++	XI (+)	XI +	XI ++	XII (+)	XII +	XII ++
I — Tier-Nr. 2697, 2367, 2696, 2692, 2667 — Drück-Expos. 5x	Re. vord. Extrem.	Humeruskopf	1	2		1	1	1	1	3		1	2					1	2					1	1		1	1		1	1		1					
		Humerus dist.	2	2		2	1		1									2	1																	1		
		Antebrachium	1	2		2	2								1			1															1					
	Re. hint. Extrem.	Femurkopf	1				2								1				2																			
		Femur dist.	1	1		1																																
		Tibiakopf		2			1	1							1				2		1																	
		Tibia dist.	2			1			1																								1					
		Hüftpfanne	1				1	1																														
	Li. vord. Extrem.	Humeruskopf	3	1		2	1	1							2	1		1	2																			
		Humerus dist.	5			2	2											1	1		2	1					1	1										
		Antebrachium	2			1																					1						1					1
		Scapula																																				
	Li. hint. Extrem.	Femurkopf	1	2		2	1	1	3						1	2		1																				
		Femur dist.	1	1		1	3		2						1	1		1																				
		Tibiakopf	1	2		2	1		1									2																				
		Tibia dist.	2			1															2																	
		Hüftpfanne	1															1																				

Zeichenerklärung: Ziffer I – XII Indexzahlen vgl. Tabelle 4.
Intensitätsgrad der morph. Veränderungen: (+) + ++

Tier-Gruppe	Skelett-Abschn.	Lokalisation	I (+) + +	II (+) + +	III (+) + +	IV (+) + +	V (+) + +	VI (+) + +	VII (+) + +	VIII (+) + +	IX (+) + +	X (+) + +	XI (+) + +	XII (+) + +
II Tier-Nr. 2258 2237 2222 2266 2235 Druck-Expos. 8x	Re. vord. Extrem.	Humeruskopf Humerus dist. Antebrachium	I II I	I I I	I I	I I	II	I I	II	I				
	Re. hint. Extrem.	Femurkopf Femur dist. Tibiakopf	I I II I	I II I	I	I I	I II I		I I					
	Li. vord. Extrem.	Humeruskopf Humerus dist. Antebrachium Scapula	III III I II	III I I	II I I I	III I I	II I I I	I I I	I I I	I II I	I			
	Li. hint. Extrem.	Femurkopf Femur dist. Tibiakopf Tibia dist.	III I III III	III I II II II I II	I I I II	III I I I	II II I I I	III I II	I II I I	I I I				I

Tabelle 6   Häufigkeit der patho-morphologischen
            Knochenbefunde, Tiergruppe II
            (8 Überdruckexpositionen)

Tier-Gruppe	Skelett-Abschn.	Lokalisation	I (H) + ++	II (H) + ++	III (H) + ++	IV (H) + ++	V (H) + ++	VI (H) + ++	VII (H) + ++	VIII (H) + ++	IX (H) + ++	X (H) + ++	XI (H) + ++	XII (H) + ++
III Tier-nr. 2515 2525 2506 2639 2582 Druck-Expos. 10x	Re. vord. Extrem.	Humeruskopf	IIII	IIII	I II	II	III		I					
		Humerus dist.	I I			I								
		Antebrachium	I	I									II	
	Re. hint. Extrem.	Femurkopf	IIII	I III	I	I	I II							
		Femur dist.	III	IIII	III	III	I I	II	I		I			
		Tibiakopf	II	III	I I	III I	II	I						
		Tibia dist.	I	I										
	Li. vord. Extrem.	Humeruskopf	I	I	I		I							
		Humerus dist.	II	I II I		I	I	I						
		Antebrachium	II	I I II		I	II	I						
		Scapula	I	I			I							
	Li. hint. Extrem.	Femurkopf	I	II I	I	I I	I				I			
		Femur dist.	III	II	I II I		II I				I			
		Tibiakopf	I				I		I I	I I		II		
		Tibia dist.	IIII	II II I		II	III		I I I	I I		II		

Tabelle 7 Häufigkeit der patho-morphologischen
           Knochenbefunde, Tiergruppe III
           (10 Überdruckexpositionen)

Hingegen zeigt die Tabelle 8 das zahlenmäßige Vorkommen der nach dem Index ermittelten Knochenveränderungen aller Skelettabschnitte von 15 Versuchsschweinen ohne Differenzierung der Lokalisationen und Schwere ihrer Ausprägung.

Tier-Gruppe	Anzahl der Tiere	Druck-Expositionen	Befund - Index													Summe
			I	II	III	IV	V	VI	VII	VIII	IX	X	XI	XII	
			a	b	c	d	e	f	g	h	i	k	l	m	
I	5	5	40	43	11	14	24	8	10	2	3	0	4	1	160
II	5	5	28	24	13	16	16	11	12	5	0	0	0	1	126
III	5	10	35	34	21	13	24	6	6	3	4	0	2	0	148
Summenwerte:			103	101	45	43	64	25	28	10	7	0	6	2	434

Tabelle 8   Patho-morphologische Knochenveränderungen bei 15 Versuchstieren ohne spezielle Differenzierung

Die in Tabelle 8 aufgezeigten morphologischen Befunde wurden mit Ausnahme der in Spalte k und 1 der Indexziffern angeführten Veränderungen auch bei den Kontrolltieren ohne Druckexposition nachgewiesen. Für die Indexziffer X, welche die Knochennekrose betrifft, haben sich erwartungsgemäß keine Befunde ergeben.

C. Diskussion

Wie wir bereits früher betont haben (22, 23), bestehen hinsichtlich der Ausprägung, Lokalisation und des speziellen Verlaufs der Knochenveränderungen nach Druckfallkrankheit bei den einzelnen Tierspezies Unterschiede. Es scheint bei Ratten und Kaninchen (24) die Entwicklung reparativer Vorgänge im Knochen nach vorausgegangener Nekrose bis zur Zystenbildung geradezu charakteristisch zu sein.

Aber nicht nur Unterschiede der Spezies bedingen das pathomorphologische Bild der Knochenschädigungen, sondern auch das Alter der Versuchstiere ist mit ausschlaggebend.

Neben diesen tierbezogenen Merkmalen kommt der Anwendung geeigneter Druckschemata Bedeutung zu. Wir können nach unseren bestätigten Vorstellungen über die kausale Pathogenese dieser Erkrankung davon ausgehen, daß im allgemeinen ein direkter ursächlicher Zusammenhang zwischen vorausgegangener Druckfallkrankheit und dem Vorkommen von Knochenveränderungen besteht. Ob nicht auch klinisch "stumme" Gasblasenbildungen Skelettläsionen hervorrufen, wurde bisher nicht bewiesen.

Die in unserer Versuchsreihe von 37 druckexponierten Zwergschweinen vorgefundenen insgesamt 11 Zysten der Röhrenknochen, von denen 6 in Tabelle 8 enthalten sind, erweisen sich eindeutig als Folge der Dekompression aus Überdruck. Zu den Zysten sind auch die bindegewebigen Narbenherde im Knochen zu rechnen. Diese Befunde stimmen also mit unseren Beobachtungen an Albinoratten überein.

Die an den Metaphysen der Gliedmaßen unserer Zwergschweine regelmäßig festgestellten, umschriebenen oder zirkulär verlaufenden Corticalis-Herde der Röhrenknochen (Abbildung 14-16) konnten aufgrund der bekannten kausalen Pathogenese zunächst als druckbedingte Veränderungen angesehen werden. Hierfür gab die spezielle Blutversorgung dieser befallenen Knochenabschnitte gewisse Anhalte. Es verwundert jedoch, daß die metaphysären Herde bei relativ guter Blutversorgung durch periostale Gefäße und die Arteria nutricia Folge einer Gasblasenblockade sein sollen. Auftretende intra- und extravasale Stickstoffblasen haben in diesem reichhaltigen Gefäßnetz eine günstigere Möglichkeit, mit dem Blutstrom weggeschwemmt zu werden, als in dem Entstromgebiet der Epiphysen. Die partielle Blutunterbrechung einzelner Abschnitte wird in der Metaphyse kaum ausreichen, um eine umschriebene Nekrose der Rindenschicht des Knochens zu erzeugen. Damit dürfte die Entstehungsweise dieser Knochenläsionen allein als Folge der Gasembolie ziemlich unwahrscheinlich sein. Das schließt aber nicht aus, daß einzelne Gasembolien einen in der Metaphyse bereits bestehenden Krankheitsprozeß ungünstig beeinflußt oder sogar weiter unterhalten haben.

Die Ätiologie der von uns beobachteten Corticalis-Herde mit geradezu gesetzmäßiger gelenknaher Lokalisation mußte deshalb bei anderen exogenen Faktoren gesucht werden. Auffällig sind dabei der Schwund der Rindenschicht des Knochens und Ersatz desselben durch fibröses Bindegewebe, oft begleitet von einem regen Abbau durch zahlreiche Osteoklasten. Die miterfaßten Spongiosaanteile werden teils ebenfalls abgebaut, teils durch sekundäre Knochenneubildung verstärkt. Reste der Corticalis fanden wir häufig im reparativ gebildeten Bindegewebe als kleine Knochensequester.

Dieser Prozeß wurde nicht nur bei druckexponierten Zwergschweinen, sondern in unterschiedlicher Stärke und Ausdehnung auch bei den gleichaltrigen Kontrolltieren sowie ferner bei ganz jungen beobachtet. In diesem Zusammenhang weisen wir darauf hin, daß bei druckexponierten Albinoratten die beschriebenen Corticalis-Herde niemals von uns festgestellt worden sind. Insofern unterscheiden sich also diese speziellen Knochenbefunde von den ausschließlich zystischen Veränderungen in den Epiphysen bei Ratten. Sie müssen also für Miniaturschweine typisch sein.

Bei älteren Hausschweinen der verschiedenen Züchtungsarten (Mastschweine, Fleischschweine) sind in der Veterinärmedizin Skelettschäden, die bis zur Arthrose und Gelenkversteifung der Hinterläufe führen können, bekannt (33 - 41). Es wäre zu klären, inwieweit nicht auch bei der speziellen Züchtungsart unserer Zwergschweine, die im Erwachsenenstadium lediglich 1/10 bis 1/4 des Körpergewichtes eines Hausschweines erreichen, schon frühzeitig offenbar konstitutionelle Schwächen Belastungsschäden in der beobachteten Form auslösen.

D. Zusammenfassung

Mit den vorliegenden Versuchen erbrachten wir auch an Zwergschweinen den Nachweis, daß es im Tierexperiment gelingt, nach Überdruckexpositionen reproduzierbare zystische Narbenveränderungen in den Epiphysen der Röhrenknochen zu erzeugen.

Diese Läsionen wurden bei nahezu einem Drittel (29%) der untersuchten Miniaturschweine bei Anwendung eines "kritischen" Druckschemas in gelenknahen Abschnitten nachgewiesen.

Die Untersuchungen an Zwergschweinen sichern unsere auch schon tierexperimentell bestätigten Kenntnisse von der kausalen Pathogenese der Knochenveränderungen nach Dekompression, wie sie uns bei Tauchern, Tunnel- und Caissonarbeitern bekannt und im in- und ausländischen Schrifttum ausführlich beschrieben sind.

E. Schrifttum

1) Bundesminister für Arbeit und Sozialordnung:
Verordnung über Arbeiten in Druckluft vom 4. Oktober 1972
Bundesgesetzblatt, Teil I, Nr. 110
Ausgegeben zu Bonn am 14.10.1972

2) Wünsche, O., Hartmann, H., Weiner, K.H., Fust, H.D.:
Probleme der Ausschleusung aus Überdruck
Münch. Med. Wschr. H. 36
1568-1572 (1964)

3) Wünsche, O., Fust, H.D.:
Ärztliche und technische Probleme beim Rettungseinsatz Ilseder Hütte Lengede
Dräger-Hefte 256/257 (1964)

4) Wünsche, O., Hartmann, H., Fust, H.D.:
Ärztliche und technische Aufgaben auf der Druckluftbaustelle Fußgängertunnel Rendsburg
Arbeitsschutz H. 1965
Verlag W. Kohlhammer, Stuttgart 1965

5) Wünsche, O.:
Richtlinien für die ärztliche Überwachung von Druckluftbaustellen
Ärztliche Praxis Nr. 67, S.2230-2234 (1966)

6) Wünsche, O.:
Die Wirkung der Arbeiten unter erhöhtem Luftdruck auf den Menschen
Forschungsbericht Nr. 1773 des Landes Nordrhein-Westfalen, Westdeutscher Verlag GmbH, Opladen (1966)

7) Wünsche, O., Fust, H.D., Pressel, G.:
Die Anwendung der Sauerstoffatmung bei der Ausschleusung von Druckluftarbeitern auf der Tunnelbaustelle Brunsbüttelkoog
DVL-Bericht Nr. 663/67 (FB Nr. 67-47)

8) Wünsche, O., Fust, H.D.:
Ein neues Dekompressionsverfahren bei der Frrichtung unterirdischer Verkehrs- und Versorgungsanlagen
DVL-Nachrichten, H. 35 (1968)

9) Wünsche, O., Fust, H.D.: Ausschleusungsverfahren bei Druckluftarbeitern
Ärztliche Praxis, XX. Jahrgang Nr.18 (1968)

10) Alnor, P.C., Herget, R., Seusing, J.: Drucklufterkrankungen
Verlag Joh. Ambrosius Barth, München (1964)

11) v. Bassoe, C.: The late manifestations of compressed air-disease
Amer. J. med. Sci. 145, 526 (1913)

12) Bornstein, A., Plate, E.: Über chronische Gelenkveränderungen, entstanden durch Preßlufterkrankung
Fschg. Röntgenstr. 18, 197 (1911/12)

13) Mc Callum, R.J., Walder, D.N.: Bone lesions in compressed air workers
The journal of Bone and Joint Surgery 48 BC, 207 (1966)

14) Mc Callum, R.C.: Decompression of compressed air workers in Civil Engineering
Morrison and Gibb Ltd. Tonfield/Edinburgh (1967)

15) Casagrande, P.A.: Personal Communication
Inform. Konferenz, Philadelphia (Juni 1969)

16) Fournier, A.M., Jullien, G.: La maladie osteo-articulaire des caissons
Masson Paris (1965)

17) Freyer, D.J.: Subatmospheric decompression sickness in man
The advisory Group of Aerospace Research and Development, Nato (1969)

18) Meesters, J.N.: Caissonziekte
Haarlem: De Erven F. Bohn N.V. (1958)

19) Peters, Th., Terhaag, L.: Bleibende Berufsschäden bei Caissonarbeitern
Arbeitsschutz und Arbeitsmedizin - Beiträge - H. 7 (1972)

20) Twynam, G.E.A.: A case of caisson disease
Brit. Med. J. 1. (1888)

21) Wünsche, O., Scheele, G.: Knochennekrosen und deformierende Gelenkveränderungen nach Arbeit in Druckluft
Ärztl. Praxis XXII. Jahrgang, Nr. 82 (1970)

22) Lübow, H.: Experimentelle Erzeugung aseptischer Knochennekrosen durch Drucklufteinwirkung
Inaugural-Dissertation, Kiel (1951)

23) Wünsche, O., Scheele, G.: Untersuchungen über Skelettveränderungen bei Albinoratten nach Überdruckexposition
DLR/FB 71-29 (1971)

24) Horváth, F., Vizkelety, T.: Experimentelle Untersuchungen der osteoarticulären Manifestation der Caisson-Krankheit
Arch. orthopäd. Unfall-Chirurgie 75, 28-42 (1973)

25) Wünsche, O., Scheele, G.: "Kritische" Dekompression aus Überdruck, Skelettuntersuchungen an Albinoratten
Forschungsbericht der Bundesanstalt für Arbeitsschutz und Unfallforschung, Nr. 107
Verlag Hug & Co. Wilhelmshaven (1973)

26) Haring, F.:　　　　Züchtung eines Miniaturschweines
    Gruhn, R.,　　　　als Versuchs- und Laboratoriums-
    Smidt, D.,　　　　tier
    Scheven, B.:　　　Zentralbl. f. Bakteriologie I,
    　　　　　　　　　Originale, Bd. 189, 521-537 (1963)

27) Wünsche, O.,　　　Hämatologische und biochemische
    Scheele, G.:　　　Untersuchungen nach Druckstoß-
    　　　　　　　　　verletzungen von Zwergschweinen
    　　　　　　　　　DLR-FB 67-42 (1967)

28) Bangen, P.:　　　　Hämatologische Untersuchungen
    　　　　　　　　　nach "kritischer" Dekompression
    　　　　　　　　　aus Überdruck
    　　　　　　　　　Inaugural-Dissertation, Bonn (1973)

29) Kaemmerer, K.:　　Grundlagenuntersuchungen an Zwerg-
    　　　　　　　　　schweinen
    　　　　　　　　　Z. Versuchstierkunde 3, 157-171
    　　　　　　　　　(1964)

30) Wünsche, O.,　　　Luftstoßwirkung auf Tiere: Druck-
    Scheele, G.:　　　registrierung im Körper und biolo-
    　　　　　　　　　gische Folgen der Stoßbelastung
    　　　　　　　　　ISL-Rapport-Bericht 5/71 (II)
    　　　　　　　　　(1971)

31) Wünsche, O.,　　　Therapie und Regeneration von Druck-
    Scheele, G.:　　　stoßverletzungen im Tierversuch
    　　　　　　　　　DLR-FB 69-56 (1969)

32) Höfling, C.:　　　Größen, Einheiten und Gesetze der
    　　　　　　　　　Physik
    　　　　　　　　　Aulis Verlag Deubner & Co.KG, Köln
    　　　　　　　　　(1970)

33) Lauprecht, E.,　　Untersuchungen über das Vorkommen
    Schulze, W.,　　　von Bewegungsstörungen und Erkran-
    Bollwahn, W.:　　 kungen der Gliedmaßen bei Fleisch-
    　　　　　　　　　schweinen
    　　　　　　　　　Zeitschr. Tierzucht-Züchtungsbiol.
    　　　　　　　　　83, 297-311 (1967)

34) Dämmrich, K.: Morphologie der angeborenen und erworbenen Wachstumsstörungen

Zentralbl. Veterinärmed. Reihe B 13,2 (1966)

35) Günther, K., Witting, R., Lenkeit, W.: Untersuchungen über die Skelettentwicklung und Mineralisierung in den ersten acht Lebenswochen beim Ferkel

Zeitschr. Tierphysiol., Tierernährung, Futtermittelkunde 22,5 (1967)

36) Schilling, E.: Rassenunterschiede am Skelett des Beckens und der Hinterextremitäten beim Schwein

Zeitschr. f. Tierzucht u. Züchtungsbiologie 78 (1962/63)

37) Sabec, D.: Untersuchungen über eine Arthrosis des Sprunggelenkes beim Schwein

Schriftenreihe des Max Planck-Institutes für Tierzucht und Tierernährung
H. 8 (1960)

38) Verdijk, A.: Bewegungsstörungen und Gliedmaßenschwäche beim Schwein

Tijdschr.-Diergenese-Kunde 94 Nr.24 (1969)

39) Bollwahn, W.: Zur Methode der klinischen Lahmheitsdiagnostik beim Schwein

Dtsch. Tierärztl. Wschr. S.373 (1966)

40) Dämmrich, K.: Die Polyarthrose der Mastschweine als konstitutionell bedingte Aufzuchtkrankheit

Berlin u. Münchner Tierärztl.Wschr. 83, 22 (1970)

41) Fiedler, H.H.: Untersuchungen der Tarsalgelenke ca. 200 Tage alter Mastschweine in klinischer, röntgenologischer und pathologisch-anatomischer Hinsicht

Inaugural-Dissertation
Tierärztl. Hochschule Hannover (1969)

Anmerkung: Frau Ursula Riecks, medizinisch-technische
Assistentin und Fräulein Ellen Kolat, Biologie-
Laborantin, gebührt für die sorgfältige, fach-
gerechte Aufbereitung der Knochenpräparate An-
erkennung.

Die Röntgen- und mikrophotographischen Aufnahmen
wurden von Frau Elisabeth Jaschek, medizinisch-
technische Assistentin, angefertigt.

Forschungsberichte des Landes Nordrhein-Westfalen

Herausgegeben im Auftrage des Ministerpräsidenten Heinz Kühn
vom Minister für Wissenschaft und Forschung Johannes Rau

Sachgruppenverzeichnis

Acetylen · Schweißtechnik
Acetylene · Welding gracitice
Acétylène · Technique du soudage
Acetileno · Técnica de la soldadura
Ацетилен и техника сварки

Arbeitswissenschaft
Labor science
Science du travail
Trabajo científico
Вопросы трудового процесса

Bau · Steine · Erden
Constructure · Construction material ·
Soilresearch
Construction · Matériaux de construction ·
Recherche souterraine
La construcción · Materiales de construcción ·
Reconocimiento del suelo
Строительство и строительные материалы

Bergbau
Mining
Exploitation des mines
Minería
Горное дело

Biologie
Biology
Biologie
Biología
Биология

Chemie
Chemistry
Chimie
Quimica
Химия

Druck · Farbe · Papier · Photographie
Printing · Color · Paper · Photography
Imprimerie · Couleur · Papier · Photographie
Artes gráficas · Color · Papel · Fotografía
Типография · Краски · Бумага · Фотография

Eisenverarbeitende Industrie
Metal working industry
Industrie du fer
Industria del hierro
Металлообрабатывающая промышленность

Elektrotechnik · Optik
Electrotechnology · Optics
Electrotechnique · Optique
Electrotécnica · Optica
Электротехника и оптика

Energiewirtschaft
Power economy
Energie
Energía
Энергетическое хозяйство

Fahrzeugbau · Gasmotoren
Vehicle construction · Engines
Construction de véhicules · Moteurs
Construcción de vehículos · Motores
Производство транспортных средств

Fertigung
Fabrication
Fabrication
Fabricación
Производство

Funktechnik · Astronomie
Radio engineering · Astronomy
Radiotechnique · Astronomie
Radiotécnica · Astronomía
Радиотехника и астрономия

Gaswirtschaft
Gas economy
Gaz
Gas
Газовое хозяйство

Holzbearbeitung
Wood working
Travail du bois
Trabajo de la madera
Деревообработка

Hüttenwesen · Werkstoffkunde
Metallurgy · Materials research
Métallurgie · Matériaux
Metalurgia · Materiales
Металлургия и материаловедение

Kunststoffe
Plastics
Plastiques
Plásticos
Пластмассы

Luftfahrt · Flugwissenschaft
Aeronautics · Aviation
Aéronautique · Aviation
Aeronáutica · Aviación
Авиация

Luftreinhaltung
Air-cleaning
Purification de l'air
Purificación del aire
Очищение воздуха

Maschinenbau
Machinery
Construction mécanique
Construcción de máquinas
Машиностроительство

Mathematik
Mathematics
Mathématiques
Matemáticas
Математика

Medizin · Pharmakologie
Medicine · Pharmacology
Médecine · Pharmacologie
Medicina · Farmacología
Медицина и фармакология

NE-Metalle
Non-ferrous metal
Metal non ferreux
Metal no ferroso
Цветные металлы

Physik
Physics
Physique
Física
Физика

Rationalisierung
Rationalizing
Rationalisation
Racionalización
Рационализация

Schall · Ultraschall
Sound · Ultrasonics
Son · Ultra-son
Sonido · Ultrasónico
Звук и ультразвук

Schiffahrt
Navigation
Navigation
Navegación
Судоходство

Textilforschung
Textile research
Textiles
Textil
Вопросы текстильной промышленности

Turbinen
Turbines
Turbines
Turbinas
Турбины

Verkehr
Traffic
Trafic
Tráfico
Транспорт

Wirtschaftswissenschaften
Political economy
Economie politique
Ciencias económicas
Экономические науки

Einzelverzeichnis der Sachgruppen bitte anfordern

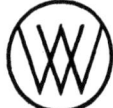 Springer Fachmedien Wiesbaden GmbH

If you have any concerns about our products,
you can contact us on
ProductSafety@springernature.com

In case Publisher is established outside the EU,
the EU authorized representative is:
**Springer Nature Customer Service Center GmbH
Europaplatz 3, 69115 Heidelberg, Germany**

Printed by Libri Plureos GmbH
in Hamburg, Germany